DES

FIÈVRES INTERMITTENTES

SIMPLES ET PERNICIEUSES

DE LA DYSENTÉRIE

CONSIDÉRATIONS PRATIQUES

PAR LE DOCTEUR

ÉMILE VIDAL

Ancien interne des hôpitaux de Paris, médecin consultant de l'ambassade de Turquie.

PARIS

IMPRIMERIE DE L. MARTINET,

RUE MIGNON, 2.

1858

DES

FIÈVRES INTERMITTENTES

DE LA DYSENTÉRIE

DES

FIÈVRES INTERMITTENTES

SIMPLES ET PERNICIEUSES

DE LA DYSENTÉRIE

CONSIDÉRATIONS PRATIQUES

PAR LE DOCTEUR

ÉMILE VIDAL

Ancien interne des hôpitaux de Paris, médecin consultant de l'ambassade de Turquie.

PARIS

IMPRIMERIE DE L. MARTINET,

RUE MIGNON, 2.

1858

AVANT-PROPOS.

Mon but, en écrivant cet ouvrage, a été de rédiger des instructions qui, dans les circonstances où il est impossible de recourir à temps aux lumières d'un médecin, pussent servir à donner les soins les plus urgents aux malades atteints de fièvres intermittentes ou de dysentérie. Dans certaines contrées, sous une influence soit endémique, soit épidémique, ces deux maladies déciment les populations et moissonnent rapidement un grand nombre d'hommes qu'un traitement opportun aurait pu conserver à la vie.

A défaut de l'assistance d'un médecin, ou même lorsqu'un intervalle assez long doit s'écouler avant son arrivée, il appartient aux hommes intelligents et charitables, prêtres, magistrats, officiers, instituteurs, etc., de porter aide aux malades et de faire tous leurs efforts pour les rendre à la santé. C'est pour leur faciliter une mission si noble et si utile que j'ai pris la plume, et c'est à eux surtout que je m'adresse.

J'ai tracé aussi fidèlement que possible les signes caractéristiques des fièvres intermittentes simples ou pernicieuses et ceux de la dysentérie; j'ai indiqué les causes qui leur donnent naissance, les moyens de les prévenir et les médications destinées à les combattre. Parmi les nombreux agents thérapeutiques dont l'expérience a démontré l'efficacité dans le traitement de ces deux maladies, j'ai choisi les plus simples, les plus faciles à administrer, les moins dispendieux, ceux enfin qui se prêtent le mieux aux exigences de l'assistance publique ou de la charité privée.

Si utiles que puissent être les préceptes d'un ouvrage de ce genre, jamais ils ne pourront suppléer complétement aux soins attentifs d'un médecin instruit; seul il peut apprécier tous les cas particuliers, toutes les variétés d'une même affection, toutes les indications spéciales à tel ou tel malade.

C'est pour cette cause que je n'ai pas parlé du traitement des fièvres intermittentes rebelles et de la dysentérie chronique; la marche lente de ces deux affections, le grand avantage qu'il y a à déplacer les individus qui en sont atteints, permettront toujours de les envoyer là où ils pourront trouver toutes les ressources nécessaires à leur rétablissement.

DES

FIÈVRES INTERMITTENTES.

La *fièvre intermittente* (fièvre d'accès, fièvre des marais, fièvre paludéenne, fièvre périodique) est une maladie caractérisée par des accès d'une durée de quelques heures, qui se reproduisent périodiquement, c'est-à-dire, à des intervalles à peu près égaux. Chaque accès est séparé du suivant par un état de repos presque complet. Ce temps de calme passager entre deux accès a reçu le nom de *période d'intermission* ou *d'apyrexie*.

On a admis différents types, suivant l'ordre dans lequel se montrent les accès. Les types les plus fréquents sont : le type *quotidien*, le type *tierce*, le type *quarte*.

Dans le type *quotidien*, les accès ont lieu tous les jours à la même heure, et sont égaux par la durée, par les symptômes et par la période d'intermission. Si deux accès ont lieu dans le même jour, se correspondant aux mêmes heures, par exemple, l'un survenant tous les jours à six heures du matin, l'autre à quatre heures du soir, la fièvre est dite *double-quotidienne.*

La fièvre *tierce* est celle qui revient tous les deux jours à la même heure, en laissant un jour entier d'intermission. Elle est dite *double-tierce* lorsqu'elle a lieu tous les jours, mais à des heures différentes, se correspondant de deux en deux jours: ainsi, par exemple, l'accès qui aura lieu à huit heures du matin le lundi, reviendra le mercredi à huit heures du matin, et celui qui aura lieu à deux heures de l'après-midi le mardi, reviendra le jeudi à la même heure.

Le type *quarte* est plus rare que les précédents; il se montre rarement d'emblée, et ne s'observe guère que chez les sujets qui ont été pendant longtemps en proie aux causes productrices des fièvres intermittentes et qui ont déjà subi un certain nombre d'accès sous le type quotidien ou sous le type tierce. Les accès du type quarte se reproduisent à la même heure tous les trois jours, laissant entre eux un intervalle de deux jours d'apyrexie. S'ils ont lieu deux jours de suite, mais à des heures différentes, et se correspondent de trois en trois jours, par exemple, l'accès du lundi se répétant le jeudi et celui du mardi revenant à la même heure le vendredi, on a affaire à une fièvre intermittente *double-quarte*.

Il existe un certain nombre d'autres types rarement observés, sur lesquels nous n'arrêterons pas l'attention : leurs causes et leur traitement ne diffèrent en aucun point de ceux des formes précédentes.

Les deux *espèces* de fièvres d'accès les plus importantes à connaître sont : la fièvre intermittente simple, bénigne, et la fièvre intermittente pernicieuse. Les fièvres simples peuvent revêtir l'un ou l'autre des types que nous avons énumérés ; les fièvres pernicieuses se montrent presque toujours sous le type tierce ou double-tierce. Les premières ont une marche franche, régulière, n'entraînent pas un danger imminent et ne deviennent sérieuses que par leur durée prolongée. Les secondes, au contraire, sont insidieuses, à marche compliquée et difficile à suivre, mettant la vie en question dès les premiers accès, et fatalement mortelles lorsqu'elles sont abandonnées à elles-mêmes ou que le traitement n'a pas été assez prompt ou assez énergique. Les mêmes causes leur donnent naissance : à dose modérée, elles déterminent la fièvre intermittente simple; à forte dose, elles font éclater la fièvre pernicieuse. Quant aux symptômes et au traitement, ils offrent des différences assez importantes pour qu'il y ait lieu de les décrire séparément en deux chapitres distincts.

I.

FIÈVRE INTERMITTENTE

SIMPLE OU BÉNIGNE.

§ I. — SYMPTOMES.

Modes d'invasion. — L'accès de fièvre est souvent précédé de quelques symptômes. Ces signes précurseurs sont : un sentiment de malaise général, d'accablement, de tristesse et d'inquiétude vague ; de la pâleur, une grande impressionnabilité au froid. Quelques personnes éprouvent du mal de tête et de la courbature avec brisement des membres, douleurs lombaires et souvent douleurs articulaires pouvant simuler le début d'une affection rhumatismale. La langue est large, chargée d'un enduit blanchâtre. Souvent il y a dégoût des aliments, nausées ou même vomissements. Quelques malades n'éprouvent du côté des voies digestives d'autres phénomènes qu'une certaine excitation, un appétit plus exigeant que de coutume. D'autres fois le début a lieu par les phénomènes caractéristiques de l'accès, et plus la cause morbifique a été intense, plus l'invasion est rapide.

L'*accès* se passe en trois áctes, que les nosologistes ont désignés sous le nom de *stades*. Le premier est caractérisé par le froid, le second par la chaleur, et le troisième par la sueur.

Premier stade, ou stade de froid. — L'invasion de l'accès se trahit par un frisson plus ou moins intense, plus ou moins prolongé, et qui reparaîtra plus violent et d'une durée plus longue à chaque nouvel accès, pour atteindre son maximum vers le troisième ou le quatrième. Ce frisson s'accompagne d'une pesanteur douloureuse au niveau du creux de l'estomac, d'un sentiment d'anxiété, d'angoisse, très pénible chez les sujets nerveux. Un mal de tête violent, des douleurs le long de la colonne vertébrale et des membres, des bâillements, un état d'affaissement très grand, sont des phénomènes fréquents.

La face est pâle, grippée, les yeux cernés, les doigts comme flétris ; la peau est sèche et rude.

Sur divers points, et en particulier aux joues, au front et aux mains, elle se marbre de taches livides, violacées. Les lèvres et les ongles prennent une coloration bleuâtre. Si le frisson est un peu violent, le malade est pris d'une sorte de tremblement général avec claquements de dents. La voix est faible, pénible, saccadée ; la respiration fréquente, quelquefois gênée et entrecoupée de soupirs; la bouche est sèche, la soif assez vive; les nausées et les vomissements ne sont pas rares; il y a de la constipation. Le pouls est fréquent, concentré.

Le frisson dure généralement une demi-heure, une heure, souvent deux, mais rarement trois ou quatre heures. Un frisson très prolongé, surtout à un premier accès, doit toujours faire redouter une de ces fièvres désignées sous le nom de fièvres intermittentes pernicieuses, et dont nous tracerons plus loin les signes distinctifs.

Deuxième stade, ou stade de chaleur. — Des bouffées de chaleur, alternant d'abord avec le frisson, se transforment bientôt en une sensation générale des plus pénibles : c'est une chaleur dévorante qui, se répandant par tous les membres, colore et gonfle les chairs. La face rougit, les yeux brillent. La douleur de tête devient plus pesante; le cerveau est excité, le malade s'agite, parle beaucoup, et parfois même cette excitation va jusqu'au délire. Le pouls devient large, souple, fréquent et bat de cent dix à cent vingt fois par minute. La peau est sèche et ardente. La soif est insatiable, et la sécheresse de la bouche difficile à apaiser. Ce stade dure généralement de une à deux heures, mais souvent il dépasse ce terme et se prolonge exceptionnellement pendant cinq et six heures.

Troisième stade ou stade, de sueur. — Enfin, la chaleur diminue; une abondante transpiration perle sur le front et la poitrine et humecte bientôt tout le corps. La détente se fait : la céphalalgie, l'anxiété et le malaise se dissipent; la bouche devient humide, et la soif, si impérieuse tout à l'heure, se calme comme par enchantement. Les urines, qui pendant la période de frisson étaient claires et limpides, deviennent rares, très colorées en rouge foncé, et déposent un sédiment épais et abondant. Les sueurs peuvent être très copieuses, elles durent plusieurs heures.

Tel est l'aspect général d'un accès de fièvre déroulant symétriquement ses trois actes. Parfois il ne marche pas avec cette régularité que nous venons d'indiquer, et ne parcourt pas toujours ses trois périodes. Ainsi le stade de frisson peut manquer, et l'accès débute d'emblée par la période de chaleur. Les deux premiers stades peuvent faire défaut, et les sueurs sont alors la seule manifestation de l'accès. Pour qu'il n'y ait pas de doute sur leur valeur comme signe, il faut qu'elles soient périodiques, c'est-à-dire qu'elles reviennent aux mêmes heures que les accès précédents, conformément aux lois que nous avons indiquées (pages 1 et 2), en parlant des différentes formes de la fièvre intermittente.

Presque constamment les accès ont lieu pendant le jour, et le plus souvent avant midi ou tout au moins avant six heures du soir, tandis que dans les maladies qui s'accompagnent de fièvre continue avec redoublement, telles que les affections inflammatoires, les affections typhoïdes, etc., c'est le soir que la fièvre a le plus de violence et réveille l'attention des malades et de ceux qui les assistent.

Période d'apyrexie. — Lorsque l'accès fébrile est terminé, que la sueur, s'accompagnant d'un sentiment de bien-être, est devenue plus fraîche et s'est transformée en une simple moiteur, tout rentre dans l'ordre ; le pouls revient à son état normal et la guérison *semble* être complète et définitive. Quelques malades retrouvent l'appétit, de la force, et peuvent reprendre leurs travaux ; le plus grand nombre éprouve de la lassitude, de la faiblesse ; leur figure reste pâle et fatiguée. Cependant les fonctions digestives ne sont que peu ou même nullement troublées, et en général les aliments sont désirés et bien digérés.

Mais lorsque la fièvre a duré un temps assez long, que l'individu a eu des accès violents, qu'il habite encore les lieux marécageux où il a contracté le germe de la maladie, l'impression est moins passagère, et les organes internes, surtout la rate et le foie, en ressentent l'influence. La rate augmente de volume ; elle peut acquérir des dimensions considérables et former dans le flanc gauche comme une énorme tumeur. On voit alors apparaître successivement tous les caractères qui révèlent cette détérioration profonde de la constitution particulière aux habitants des marais, et que les médecins nomment la *cachexie paludéenne*. Les sujets qui en sont affectés sont maigres par le haut du corps, tandis que leur ventre est très gros, que leurs jambes enflent et que leurs chairs se décolorent et se bouffissent. Ils sont pâles, d'un teint jaunâtre terreux tout particulier et facilement reconnaissable. Ils languissent misérablement, incapables de tout travail, tant leur faiblesse est grande, et leur existence n'est pour ainsi dire qu'une lente agonie; protestation vivante contre l'influence désastreuse des marais sur la santé publique, appel incessant aux bienfaits de la civilisation et à la sollicitude des gouvernements, auxquels il appartient un jour ou l'autre de faire disparaître ces foyers de mort !

§ II. — CAUSES DES FIÈVRES INTERMITTENTES.

Les fièvres intermittentes ne se montrent pas dans toutes les régions avec la même fréquence et la même intensité. Elles sont proportionnées, d'une part à l'activité de la cause productrice, et de l'autre aux dispositions individuelles, tirées, soit de la constitution, soit de l'acclimatation, soit des conditions hygiéniques des sujets qui en sont atteints. De là deux ordres de causes : 1° causes générales; 2° causes particulières ou individuelles.

1° CAUSES GÉNÉRALES.

L'action toxique des miasmes engendrés par les matières végétales et animales en décomposition dans les eaux croupissantes est la cause essentielle, primordiale, des fièvres d'accès. Il n'entre pas dans notre sujet d'examiner avec quelques observateurs recommandables si l'on peut attribuer à l'influence du même poison, porté à sa plus haute puissance, l'origine de la fièvre jaune, de la peste, du choléra indien; qu'il nous suffise de dire que tous les auteurs s'accordent à reconnaître que l'influence pernicieuse des marais a fait périr plus d'hommes que tous les autres fléaux. Tous, sans exception, admettent que la fièvre intermittente est l'expression caractéristique de cette intoxication.

Très rares dans les pays froids et secs, inconnues sous la zone glaciale, ne se montrant que par circonstances exceptionnelles dans les lieux très élevés au-dessus du niveau de la mer, ces fièvres sont très fréquentes dans les pays chauds et humides et règnent constamment dans les contrées marécageuses des régions équatoriales. C'est qu'en effet la chaleur et l'humidité, ces deux causes puissantes de toute fermentation, sont les agents qui concourent à l'élaboration du poison miasmatique.

Le degré de chaleur, l'étendue des surfaces marécageuses, sont en rapport direct avec l'intensité des effets morbides. Sans chercher des exemples hors de l'Europe, sans parler des marais pestilentiels de l'Afrique centrale et de l'Amérique du Sud, les localités avoisinant les Marais Pontins, certaines parties de la Bessarabie, de la Moldavie, de la Bulgarie, la Dobrouscha, par exemple, ne sont-elles pas ravagées d'une façon permanente par ce fléau?

Les marais, les lacs et les étangs peu profonds, les vallées basses et humides, où l'eau, accumulée et stagnante, est soumise à toutes les influences que lui impriment les saisons et les variations de la température, sont des sources également funestes d'émanations délétères.

Les bords fangeux de la mer, ces terrains alternativement couverts d'eau par le flux, laissés à sec par le reflux, alors que la marée y a jeté son dépôt de limon et de matières organiques de toutes sortes, les baies, les golfes, se transforment en foyers d'infection. Le mélange des eaux salées avec les eaux douces a probablement une influence active qui redouble l'intensité du poison, car c'est à l'embouchure des grands fleuves, à conditions égales de température, que les miasmes paludéens sont le plus redoutables. Les marais salants, abandonnés ou exploités sans précaution, offrent des dangers analogues lorsque les eaux y croupissent, tandis que les salines bien entretenues, dont les eaux sont constamment renouvelées, ne sont pas une cause d'insalubrité.

En certains lieux, les fièvres apparaissent fréquentes à certaines époques de l'année, lorsque la chaleur et la sécheresse succèdent à des pluies abondantes, et cependant on ne trouve au voisinage, même dans un rayon éloigné, ni marais, ni lacs, ni étangs; mais une étude attentive montre que les conditions de production des effluves miasmatiques y sont très analogues. Ainsi, tantôt c'est à la suite d'une inondation que la maladie s'est manifestée, alors que les terres ont été profondément submergées, et que leur végétation enfouie sous une épaisse couche de limon a été soumise à une lente putréfaction; ailleurs, comme dans le département des Landes, sous la couche de terre végétale, on trouve un sol argileux, imperméable, et à la suite des grandes pluies, l'eau, séjournant à quelques pouces au-dessous de la surface, forme une sorte de marécage souterrain dont les subtiles émanations se dégagent aux ardeurs du soleil. A la suite des pluies, les tourbières, ces grands amas de détritus végétaux accumulés depuis des siècles, entrent en fermentation, et deviennent une cause puissante de fièvres intermittentes.

Parfois la main de l'homme, en étendant au loin

les conquêtes de l'industrie et de la civilisation, a semé sur sa route un mal qu'un peu de prévoyance aurait pu détourner. Dans les grands travaux de terrassement nécessités pour la construction des voies ferrées, afin d'obtenir à moins de frais les matériaux nécessaires aux remblais, on a creusé dans certains points de vastes fossés, de larges excavations, qui s'emplissent d'eau stagnante pendant la saison pluvieuse, se dessèchent vers l'été, et dégagent d'abondants effluves marécageux. En ménageant un écoulement à ces eaux qui croupissent, en creusant des fossés et des canaux de déversement, on n'aurait pas porté le poison paludéen dans des pays qui jusque-là en avaient été exempts. La construction du chemin de fer de Strasbourg à Bâle n'a que trop démontré aux populations riveraines les dangers de ces marais artificiels.

Les émanations miasmatiques n'agissent pas seulement sur place ou à petite distance; l'air en mouvement les transporte au loin, et l'influence de certains vents traversant dans leur parcours des régions marécageuses explique l'apparition exceptionnelle de la fièvre intermittente sur de hautes montagnes et dans des pays habituellement secs et salubres. C'est ainsi que des navires éloignés des côtes de plus d'une lieue ont pu en ressentir les funestes effets. C'est en raison de telle exposition, de tel obstacle mettant à l'abri de ces vents, comme une colline, une forêt, qu'une localité est épargnée, alors que la maladie frappe tout à l'entour.

C'est au printemps, mais surtout à l'automne, que les fièvres apparaissent ou redoublent de malignité. Sous l'influence de la chaleur, les eaux stagnantes s'évaporent, le marécage se dessèche; les matières organiques qu'il contient fermentent et se putréfient. Des miasmes plus abondants et plus condensés se dégagent, et l'intensité de l'action délétère s'accroît en proportion. Aussi, dans les pays les plus chauds, dans l'Afrique centrale, aux bords du Gange, dans l'Amérique du Sud, etc., les fièvres d'accès revêtent-elles un haut caractère de malignité et sont-elles fréquemment pernicieuses.

C'est encore cette condensation des principes toxiques qui explique pourquoi, dans la première année qui suit le desséchement d'un marais ou d'un étang, les fièvres sont plus fréquentes et plus graves que dans les années précédentes. Il faut deux ou trois ans avant que la fermentation putride soit épuisée et que le terrain desséché soit assaini.

Pendant que le soleil est à l'horizon, les eaux s'évaporent, entraînant avec elles les vapeurs pestilentielles : tant qu'elles sont dilatées par la chaleur, elles sont invisibles, s'élèvent et tendent à s'éloigner de terre ; mais au moment du refroidissement qui a lieu vers le crépuscule, elles se rapprochent et retombent sous forme de brouillard. On les voit alors, condensées en des nuages blanchâtres, recouvrir le sol au fond des vallées. Ces brouillards répandent une odeur fétide particulière (odeur des marais) (1). C'est le soir et pendant la nuit, au moment de leur condensation, que leur effet est le plus à redouter ; aussi, dans les pays où la fièvre est endémique, est-il dangereux de s'exposer à l'air pendant la nuit et de dormir les fenêtres ouvertes. Ces vapeurs sont pesantes et s'élèvent peu au-dessus du sol. A Sezze, village situé près des Marais Pontins, à 306 mètres seulement au-dessus du niveau de la mer, les effets ne se font plus sentir. A Rome, dans les faubourgs exposés aux émanations des marais, on a constaté souvent que les habitants du rez-de-chaussée et

(1) En condensant sur des globes de verre remplis de glace les vapeurs qui s'exhalent des marais, on constate dans le liquide ainsi obtenu une matière floconneuse d'une odeur infecte, et qui se corrompt très vite.

du premier étage étaient victimes de la fièvre, alors que les locataires d'appartements plus élevés en étaient exempts.

Le rouissage du lin ou du chanvre, la culture du riz, sont encore des causes qui ajoutent puissamment à l'action de celles que nous venons d'énumérer.

2° CAUSES INDIVIDUELLES.

Étant admis que le miasme paludéen est la cause génératrice de la fièvre intermittente, cette cause agira-t-elle indistinctement avec la même énergie sur tous ceux qui y seront exposés? Non, certainement.

Tous les âges y sont soumis, mais elle est plus rare chez les vieillards que chez l'adulte, plus fréquente chez l'homme qui travaille au grand air que chez la femme qui vit renfermée. Les sujets nerveux y sont plus prédisposés que les autres, et en général leurs accès sont plus violents. Les enfants succombent en grand nombre, surtout à partir de la deuxième jusqu'à la fin de la quatrième année, et leur mortalité, dans les pays où la fièvre paludéenne est endémique, dépasse de plus d'un tiers celle que relèvent pour le même âge les statistiques des autres contrées. L'acclimatation

2

exerce une influence de premier ordre. Toutes conditions égales d'ailleurs, l'homme qui n'est pas acclimaté sera la proie de la fièvre, alors que l'habitant du pays résistera. Elle sera simple chez ce dernier, alors qu'elle sera pernicieuse chez le premier. En effet, l'organisme, en réaction permanente contre une intoxication continue, s'est accoutumé à cette lutte, et par l'habitude se soustrait à l'action du poison, ou tout au moins en atténue les effets. Un même individu qui aura pu résister pendant un certain laps de temps, cédera tout à coup, alors qu'une cause en apparence minime aura rompu l'équilibre de sa santé. Ainsi un refroidissement brusque, un bain intempestif, des vêtements mouillés laissés longtemps en contact avec le corps, une indigestion, toutes les causes débilitantes telles que les excès, les fatigues, les veilles, l'accablement de la tristesse, les saignées, l'abus des purgatifs, etc., laisseront l'individu sans résistance et seront les causes occasionnelles de la maladie. Elles lui auront, pour ainsi dire, ouvert les portes. Tel qui, pendant l'animation de l'exercice, aurait résisté, contractera pendant le sommeil le germe morbide. C'est un fait si connu, qu'en traversant les Marais Pontins, les guides recommandent aux voyageurs de se tenir éveillés. Trop nombreux sont les exemples de gens surpris au réveil par les symptômes d'une fièvre intermittente pernicieuse, souvent mortelle, après s'être endormis dans un endroit marécageux.

§ III. — TRAITEMENT.

1° MOYENS PRÉVENTIFS.

Mesures d'hygiène publique. — En médecine comme en économie politique, mieux vaut prévenir le mal qu'avoir à le réprimer. Les progrès de la civilisation doivent triompher des maux engendrés par les miasmes paludéens, et chaque jour les conquêtes de l'agriculture et les sages mesures de l'hygiène publique leur arrachent de nombreuses victimes. Des contrées autrefois inhabitables se repeuplent, et le génie malfaisant recule devant les gigantesques travaux d'assainissement destinés à le combattre. De nombreux et florissants villages couvrent en Algérie la plaine de la Mitidja, de si funeste mémoire pour nos premières expéditions; les marais ont fait place aux plus riches cultures, et les fièvres intermittentes y deviennent de plus en plus rares. Dessécher les marais, fournir un écoulement aux eaux stagnantes, mettre obstacle aux inondations, éviter les déboisements des terrains humides, y faire au contraire des plantations, les entourer d'arbres, assainir les terres à sous-sol argileux par des fossés ou par le drainage, telles sont les grandes mesures de salubrité que l'hygiène réclame et que payeront au centuple les plus riches récoltes.

Mesures d'hygiène privée. — Malheureusement, le progrès du bien-être général ne marche qu'à pas lents, et en attendant que le rêve possible, prochain même, au moins en Occident, de la transformation des contrées marécageuses en pays agricoles soit réalisé, il importe que l'homme exposé à contracter la fièvre intermittente puisse lutter contre elle et chercher à s'y soustraire. Il est urgent que le paysan qui habite un pays marécageux, que le soldat qui y campe, que le pionnier qui vient travailler aux dessèchements, s'entourent de précautions. Les habitations doivent être construites sur les points les plus élevés; une colline ou un rideau d'arbres les protégeront contre les vents qui s'élèvent des marais; on n'habitera que les étages supérieurs. Autant que le permettront les nécessités de la guerre, les troupes camperont sur les hauteurs, traverseront rapidement les marais, et dans le cas où elles seraient obligées d'y passer la nuit, allumeront de grands feux.

Le corps doit être mis à l'abri de tout refroidissement brusque par des vêtements de laine, qui auront encore l'avantage d'entretenir l'activité de la peau, et de soustraire le corps à l'humidité du brouillard. Une ceinture de laine appliquée sur la peau sera très utile en maintenant à une température égale les viscères de l'abdomen, et devrait être d'un usage général. En Algérie, tous les soldats en sont pourvus.

Il faut éviter de s'exposer à l'air de la nuit, surtout pendant le crépuscule et le matin avant le lever du soleil ; et en cas où l'on serait obligé de sortir, il faut se couvrir le plus chaudement possible, marcher vite, et ne pas s'arrêter avant d'avoir atteint un abri convenable.

Il est important de ne pas sortir dès le matin avant d'avoir mangé, et dans les maremmes de la Toscane, les habitants ne franchissent pas le seuil de leur maison avant de s'être approchés du feu. L'activité imprimée par la chaleur à la circulation empêche cet état de dépression que provoque le refroidissement, et qui laisse si désarmé contre l'invasion des atteintes fébriles.

Il faut que le régime soit tonique et fortifiant : a viande doit y entrer pour une large part ; les condiments aromatiques, le vin, l'eau-de-vie en petite quantité, mais surtout le café, sont nécessaires. Les boissons amères, telles que l'infusion de gentiane, de petite centaurée, d'absinthe, sont encore parfaitement indiquées. Pendant les périodes où les effluves miasmatiques ont le plus de malignité, c'est-à-dire pendant l'automne, on remplacera avantageusement les boissons précédentes en prenant tous les matins, pendant quelques semaines, soit une tasse de décoction d'écorce de quinquina (1), soit une dose de 2 grammes de poudre de la même écorce mélangée à une tasse d'infusion légère de café. Ce traitement préventif ne doit jamais être employé que passagèrement, de peur de blaser l'organisme sur un remède précieux, d'atténuer l'action curative du quinquina ou de forcer à l'administrer à des doses considérables si la fièvre vient à se déclarer.

2° TRAITEMENT CURATIF.

Maintenant supposons que par inobservance des précautions que nous avons indiquées, ou même

(1) Dans un litre d'eau faire bouillir pendant un quart d'heure 10 grammes d'écorce concassée de quinquina ; ajouter le jus d'un citron, et sucrer à volonté.

malgré leur emploi judicieux, l'influence miasmatique l'emporte sur la résistance de l'individu qui y est exposé et que la fièvre d'accès se déclare. A quelle médication devra-t-on soumettre le malade pour le soulager pendant l'accès et ensuite pour détruire le principe de la fièvre?

Pendant l'accès. — Dès les premiers frissons, il faut le faire coucher, le couvrir abondamment de couvertures, l'entourer de boules remplies d'eau chaude ou de briques chauffées, en un mot chercher à rappeler la chaleur. On aidera l'action de ces moyens par l'administration d'une infusion chaude de camomille, de tilleul ou de feuilles d'oranger.

Dès que le malade est réchauffé, on le couvre moins, et l'on cherche à calmer sa soif par des boissons moins chaudes que dans la période précédente. Lorsque le mal de tête est très violent, on le combat par des sinapismes promenés aux mollets, à la partie interne des cuisses et laissés en place jusqu'à rougeur (environ pendant dix à quinze minutes). Des compresses d'eau froide vinaigrée, fréquemment renouvelées, seront maintenues sur le front.

Enfin, pendant la période de sueur, on évitera avec soin que le malade ne se refroidisse, et l'on attendra, pour le changer de linge, que la sueur commence à se rafraîchir.

Après l'accès. — Dans la période d'apyrexie la guérison semble complète; mais ce temps de repos est trompeur, et les accès se reproduiront si la médecine n'intervient pas. *Il faut couper la fièvre le plus tôt possible,* et les auteurs les plus accrédités sont d'accord sur ce point, en opposition à bien des préjugés.

Plus la fièvre a duré, plus elle est difficile à guérir : en se prolongeant, elle peut se compliquer d'accidents pernicieux. Elle est toujours grave chez les enfants et chez les vieillards. Non moins redoutable pour les femmes enceintes, elle peut déterminer l'avortement.

Bien des méthodes de traitement ont été préconisées pour couper la fièvre; toutes ont obtenu des succès, même les plus bizarres et les moins rationnelles. Mais pour expliquer ces succès, il ne faut pas perdre de vue que dans un grand nombre de cas la fièvre intermittente peut guérir spontanément par les seules forces de la nature. Les fièvres du printemps cèdent en général assez facilement; il n'en est pas de même des fièvres d'automne: elles sont plus longues et plus rebelles et réclament toujours une médication active.

Dans les pays chauds et marécageux il y a danger à temporiser. Le quinquina est le remède par excellence, le spécifique des fièvres de marais, sous quelque forme qu'elles se présentent. Il agit et comme antipériodique, et comme antidote de l'intoxication paludéenne. Pour qu'il ait toute son action, il faut le donner *aussi loin que possible de l'accès qui va suivre.* Le meilleur moment pour l'administrer est donc immédiatement après l'accès, alors que le calme succède à la période de sueur.

La préparation la plus efficace est la poudre de quinquina jaune royal (quinquina calisaya) (1). Elle coûte beaucoup moins cher que le sulfate de quinine, réussit même là où ce dernier a échoué, et se falsifie moins facilement. D'autre part, il n'est pas toujours facile de se procurer de bon sulfate de quinine, tant sont nombreuses les falsifications auxquelles se livre un coupable trafic contre lequel la sévérité des lois n'aura jamais assez de rigueurs.

La poudre de quinquina jaune se donnera à

(1) Si le quinquina jaune est de bonne qualité, en en préparant une décoction, en la filtrant et en y versant une solution de sulfate de soude, on doit y produire un précipité dont l'abondance est en rapport direct avec la qualité de l'écorce employée.

un adulte à la dose (1) de 8 grammes incorporés dans une quantité suffisante de miel pour former une pâte consistante dont on pourra faire de grosses pilules; on peut encore faire prendre le médicament dans une tasse de café dans laquelle on aura exprimé le jus d'un citron. Il faut que toute la quantité de poudre indiquée, si elle n'est pas prise en une seule fois, le soit aussi rapidement que possible (en moins d'une heure). On laisse un jour d'intervalle, puis on répète la même médication le jour suivant, en portant la dose à 12 grammes si l'accès n'a pas été modifié. Si la fièvre est coupée, comme il faut en empêcher les récidives, on continuera en laissant deux jours d'intervalle entre la deuxième et la troisième dose, puis trois entre la troisième et la quatrième, retardant d'un jour, jusqu'à ce que parvenu à un intervalle de cinq jours, on continue à donner la même dose tous les huit jours, pendant un mois, lorsque la fièvre est récente, et deux ou trois mois, si elle a eu déjà une longue durée ou plusieurs récidives. Quoique nous réservions nos préférences pour la poudre de

(1) Les doses varient suivant les âges. Étant indiquée la quantité d'un médicament qui convient à un adulte, on la fractionne pour les individus moins âgés : on en donne un sixième aux enfants de 1 à 3 ans, un tiers à ceux de 3 à 7 ans, moitié à ceux de 7 à 14 ans, les deux tiers à ceux de 14 à 20 ans.

quinquina calisaya, nous ne pouvons passer sous silence le sulfate de quinine. Ce médicament, d'un emploi très fréquent malgré sa cherté, agit presque aussi sûrement et très probablement d'une façon plus rapide que la poudre de quinquina. Efficace sous un moindre volume, il est plus facile à avaler; on doit également l'administrer immédiatement après l'accès, et en continuer l'usage pendant un certain temps, en le donnant aux mêmes distances et suivant les mêmes règles que pour le quinquina. On fera prendre en une fois à un adulte un gramme de bon sulfate de quinine (1), soit en pilules, soit en poudre, soit encore dans une tasse de café acidulé avec du citron.

(1) Pour s'assurer de la pureté du sulfate de quinine, on en prend 1 gramme qu'on introduit dans un tube de 20 à 25 centimètres cubes de capacité; on verse sur le sulfate 10 centimètres cubes d'éther, on agite le mélange et l'on y ajoute 2 centimètres cubes d'ammoniaque liquide. Si le sulfate est pur, il se dissout sans résidu dans le mélange d'ammoniaque et d'éther; s'il se forme un dépôt soit au fond, soit au point de contact des deux liquides, c'est que le médicament n'est pas pur, et le dépôt est formé par les substances qui ont servi à l'adultérer. Si l'acide sulfurique concentré versé sur du sulfate de quinine le colore en rouge de sang, c'est qu'il est falsifié par la salicine.

La gomme, la fécule, les sulfates de chaux, de magnésie ou de soude que la fraude y aurait ajoutés, en sont séparés facilement par l'alcool chaud à 20°. L'alcool froid à 35° en sépare le sucre.

Si les conditions sociales dans lesquelles se trouve le malade le permettent, il changera d'air et s'éloignera pendant quelque temps des lieux où il a contracté la maladie. Le déplacement est le remède héroïque des fièvres intermittentes. Quant au régime à suivre et aux précautions à prendre pour éviter les récidives, nous les avons indiqués (page 20) en parlant des moyens d'hygiène privée qui peuvent prévenir les fièvres intermittentes. Les sujets qui auront été très débilités par cette maladie devront avoir un régime fortifiant et tonique, faire usage de boissons amères, gentiane, petite centaurée, etc., et s'ils sont pâles, décolorés, s'ils ont de la tendance aux hydropisies, ils devront user de préparations ferrugineuses, telles qu'eau ferrée, limaille de fer, etc., prises pendant les repas.

II.

FIÈVRE INTERMITTENTE PERNICIEUSE.

La forme la plus immédiatement grave de la fièvre intermittente, celle qui réclame le traitement le plus prompt et le plus énergique, est la forme pernicieuse. La moindre hésitation, le moindre retard peuvent être funestes. C'est dans les cas de ce genre que l'intervention de la médecine produit des merveilles, et que l'on voit les symptômes les plus effrayants céder avec une rapidité presque aussi grande que celle de leur invasion.

§ I. — SYMPTOMES.

Modes d'invasion. — La fièvre peut d'emblée être pernicieuse, c'est-à-dire que les symptômes pernicieux se déclareront au premier accès. Ce début soudain s'observe surtout lorsque la température est très élevée et que le poison paludéen a une grande énergie. Dans l'Afrique centrale, les phénomènes d'intoxication ont souvent un tel degré de violence, que les malades peuvent être comme foudroyés et succomber en quelques heures. D'autres fois c'est dans le cours d'une fièvre intermittente simple, vers le troisième, le quatrième ou même le cinquième accès, rarement plus tard, qu'on observera les accidents pernicieux. Ils peuvent encore, frappant sur des sujets déjà malades, compliquer diverses maladies, telles que le scorbut, la dysentérie, les fluxions de poitrine, la petite vérole, la fièvre des blessés, etc.

Les accès de la fièvre intermittente pernicieuse se montrent généralement sous le type tierce ou double-tierce (page 2). Très souvent, et même presque toujours, suivant quelques auteurs des plus illustres, entre autres Morton et Torti, ils sont *subintrants*, c'est-à-dire que dès qu'un accès arrive à son déclin, un autre accès commence. Rarement l'apyrexie est complète et l'intervalle entre deux accès nettement accusé; à la période de sueur du premier, succède sans transition un nouveau frisson indiquant le début du second accès.

Lorsqu'on voit la fièvre affecter cette marche, on doit être sur ses gardes et redouter les accidents pernicieux. Pour ma part, lorsque je me trouve en présence d'accès subintrants, je n'hésite jamais à agir comme si j'avais affaire à la fièvre pernicieuse la mieux caractérisée. En effet, de deux choses l'une : ou la fièvre intermittente est simple, et il n'y a pas grand inconvénient à recourir à une médication un peu énergique; ou bien elle est pernicieuse, et le malade mourra infailliblement si on l'abandonne à lui-même, tandis qu'on aurait pu le sauver en le secourant en temps opportun.

Formes diverses des signes pernicieux. — En général, les accès ont une durée insolite, se succèdent sans transition ou même anticipent les uns sur les autres, et l'on voit un ou plusieurs des phénomènes fébriles prendre une intensité et une gravité qu'on ne rencontre jamais dans la fièvre intermittente simple.

Tantôt c'est le frisson qui se prolonge pendant plusieurs heures, ou bien qui reparaît tout à coup au milieu du stade de chaleur. La peau est froide, a l'aspect de celle d'un cadavre; la langue est froide, l'haleine elle-même est froide; les traits sont tirés, les yeux enfoncés, l'accablement extrême, cependant le malade a toute sa connaissance; la voix est cassée, le pouls très petit, à peine sensible sous le doigt et très fréquent.

Ailleurs c'est le stade de sueur qui sera exagéré. Lorsque la sueur est d'une abondance excessive, qu'elle se refroidit et ne soulage pas le malade, que le pouls ne diminue pas de fréquence, s'affaiblit, devient inégal, intermittent, la fièvre est pernicieuse, et j'appelle particulièrement l'attention sur cette forme, une de celles qui peuvent le plus facilement en imposer.

Dans d'autres cas, le mal de tête sera d'une violence excessive, il s'accompagnera d'agitation, de délire; ou bien, et c'est surtout chez les vieillards et les enfants qu'on observe cette forme, il y aura assoupissement profond, parfois avec ronflement; ce n'est qu'avec peine qu'on les réveillera, et, dès qu'on cessera de les exciter, ils retomberont aussitôt dans le même état de torpeur.

Chez d'autres, il y aura une anxiété très grande, avec sentiment d'un poids considérable au niveau du creux de l'estomac et difficulté très grande à respirer. D'autres encore auront une grande difficulté ou même de l'impossibilité à avaler, ou bien un hoquet très pénible.

Chez un bon nombre apparaîtront des symptômes qui n'appartiennent plus, à proprement parler, à la fièvre intermittente, et qui pourtant ici en indiqueront le caractère pernicieux : ainsi on observera des convulsions, des hémorrhagies abondantes, des diarrhées excessives, et chez quelques malades on retrouvera la plupart des symptômes du choléra, tels que le refroidissement, les crampes, les selles liquides et les vomissements très fréquents.

Ailleurs les fiévreux auront des évacuations dysentériques contenant une grande quantité de sang, ou bien formées de matières comparables à de la lavure de chair. C'est la fièvre pernicieuse dite dysentérique.

Quelques-uns, et le danger n'est pas moins imminent que dans les cas précédents, n'auront qu'une faiblesse excessive, presque inexplicable, avec altération des traits, tendance à l'évanouissement, parfois même avec syncopes répétées.

Ces divers signes, qui sont caractéristiques de la perniciosité, se montrent rarement isolés. Ils s'associent souvent, et leurs combinaisons forment plus de trente variétés de fièvres intermittentes pernicieuses. Il n'entre pas dans notre plan de les décrire successivement; ce qui nous importe à connaître, c'est que :

1° Dans les lieux où règne la fièvre paludéenne, et surtout en temps d'épidémie, l'exagération des symptômes ordinaires ou l'apparition d'un symptôme nouveau suffit à caractériser la perniciosité.

2° L'état pernicieux arrive presque subitement à une grande violence que n'atteindrait pas toute autre maladie en un laps de temps aussi court. Les accès sont le plus souvent subintrants.

3° L'invasion rapide de symptômes graves simulant une fluxion de poitrine, une dysentérie, une apoplexie, un choléra, ou toute autre maladie sérieuse, et leur cessation brusque après quelques heures de durée seulement, dénotent presque à coup sûr une fièvre pernicieuse; leur rémission, au lieu d'être un signe rassurant, doit éveiller l'attention et inspirer l'inquiétude. Si ces mêmes symptômes, après avoir cessé quelque temps, se reproduisent à une heure analogue à celle de leur première apparition, il n'y a plus de doute, et il s'agit d'une fièvre intermittente pernicieuse.

§ III. — TRAITEMENT.

A part quelques moyens accessoires qui ne peuvent être employés que sous la direction éclairée d'un médecin, la médication devra consister exclusivement dans l'administration à haute dose des préparations de quinquina. Tout autre traitement serait funeste par son inutilité ou par la lenteur de son action, et, je le répète, le danger est urgent. Dès qu'on aura reconnu l'existence de phénomènes pernicieux, il faut, sans attendre la période de rémission, sans s'inquiéter de savoir si l'accès est à son déclin, faire prendre *tout de suite* au malade une première dose de 12 grammes (3 gros) de poudre de quinquina calisaya, et répéter cette dose toutes les trois heures jusqu'à ce que le malade en ait avalé en tout 36 grammes (9 gros). Si le malade vomit ou a de la difficulté à avaler, on délaye chaque dose de quinquina dans un verre d'eau tiède et on la donne en lavement. Si le remède est rejeté au bout de peu de temps, on supplée tout de suite à son action incomplète par un nouveau lavement contenant 8 grammes (2 gros) de quinquina.

Enfin, dans le cas où le quinquina ne pourrait être administré ni en potion ni en lavement, on savonnerait le ventre et la poitrine, de manière à nettoyer convenablement la peau et à permettre l'absorption, et l'on couvrirait ces parties du corps avec de larges cataplasmes de poudre de quinquina délayée avec du vin, en consistance de bouillie épaisse.

Ce moyen d'administration du quinquina par l'absorption cutanée rend aussi de très grand services chez les très jeunes enfants dans toutes les formes de fièvres intermittentes.

Dès que l'accès pernicieux sera supprimé ou réduit aux proportions d'un accès de fièvre intermittente simple, on diminuera les doses, et l'on administrera tous les matins, pendant cinq jours, 12 grammes (3 gros) de poudre de quinquina ; puis ensuite, pour prévenir les récidives, on suivra la méthode indiquée (page 26).

Si le danger est imminent, il est préférable d'avoir recours au sulfate de quinine, qu'on donnera à la dose d'un gramme en potion, en paquets ou en pilules ; et un autre gramme, en solution dans un verre d'eau tiède acidulée, sera donné en lavement.

Mais dès que les accidents pernicieux seront conjurés, on fera prendre tous les jours, pendant cinq jours, un gramme de sulfate de quinine, ou mieux encore 12 grammes de poudre de quinquina, en suivant les règles que nous indiquons quelques lignes plus haut.

S'il y a tendance au vomissement ou à la diarrhée, on associera, soit à la poudre de quinquina, soit au sulfate de quinine, selon que l'on donnera l'un ou l'autre, 10 gouttes de laudanum de Sydenham, ou un demi-grain d'extrait d'opium, ou un grain (5 centigrammes) de poudre d'opium brut, suivant que l'on aura l'une ou l'autre de ces préparations à sa disposition. Si les symptômes d'abattement, de faiblesse, dominent, on donnera des boissons stimulantes : infusion de camomille, thé, café, et s'il y a tendance aux évanouissements, on soutiendra les forces par du bouillon et par quelques cuillerées de vin généreux. Dans presque toutes les formes de fièvre intermittente pernicieuse, et en particulier dans celles qui s'accompagnent d'accidents cérébraux, les applications réitérées de sinapismes seront d'utiles auxiliaires du traitement.

La convalescence doit être dirigée de la même manière que celle d'une fièvre intermittente simple, et exige encore plus de précautions hygiéniques pour prévenir les récidives.

DE LA DYSENTÉRIE.

La dysentérie (1) est une maladie d'une nature toute spéciale, dont le caractère distinctif est un flux de ventre accompagné de violentes coliques, d'un besoin fréquent et souvent même presque incessant d'aller à la selle, avec excrétion douloureuse, et en petite quantité à la fois, de glaires sanguinolentes ou de sang presque pur.

Elle peut être primitive, indépendante de toute autre affection, ou bien se montrer comme complication, pendant le cours ou pendant la convalescence d'autres maladies, telles que le typhus, le scorbut les affections éruptives, etc. Lorsqu'elle atteint isolément quelques personnes en dehors de toute influence épidémique ou de localité, qu'on ne peut l'attribuer qu'à des causes individuelles, elle est dite *sporadique*. Cette forme est rarement grave. Lorsqu'elle règne constamment,

(1) D'autres disent *dyssenterie* ou *dysenterie* : d'après l'étymologie grecque, δὺς et ἔντερον, on doit écrire *dysentérie*.

ou tous les ans à époques fixes, dans certaines contrées, on dit qu'elle est *endémique*. Enfin elle peut frapper soudainement une population, une armée, un grand nombre d'individus pendant un temps limité, et cesser pour ne plus reparaître ou pour ne se montrer de nouveau qu'au bout de plusieurs années. C'est la forme *épidémique*, plus terrible encore que l'endémique, bien que cette dernière soit une des plus redoutables parmi les maladies qui affligent l'espèce humaine. La dysentérie épidémique est peut-être plus meurtrière que la peste et pendant l'expédition de Napoléon en Égypte, l'armée française, assaillie à la fois par la peste, et par la dysentérie, perdit dans le même laps de temps 1689 pestiférés et 2468 dysentériques. La différence est de plus d'un tiers du côté de la dysentérie.

Pour en faire une étude aussi pratique que possible, nous passerons successivement en revue : 1° les caractères qui servent à la reconnaître; 2° les causes qui la produisent; 3° le traitement qu'il convient de lui opposer.

§. I. — SYMPTOMES ET MARCHE DE LA DYSENTÉRIE.

Modes d'invasion. — Tantôt la dysentérie est précédée de signes précurseurs, tels que malaise, courbature, refroidissement, dégoût, perte d'appétit, amertume de la bouche, coliques, pesanteur de ventre; puis au bout d'un, deux ou trois jours, rarement plus tard, paraissent les symptômes caractéristiques.

Tantôt elle débute soudainement, se déclarant presque toujours pendant la nuit. Ce mode d'invasion brusque est le plus ordinaire en temps d'épidémie.

La dysentérie, dans les cas graves, offre une marche et des caractères un peu différents de ceux qu'elle affecte dans les cas légers ou d'intensité moyenne. La connaissance de ces variétés n'étant pas sans importance au point de vue du traitement, nous examinerons d'abord la maladie dégagée de toutes complications dans les formes bénignes ou d'intensité moyenne, et dans un second paragraphe nous verrons comment ce type se modifie dans les formes graves, endémiques ou épidémiques.

1° FORMES BÉNIGNES OU D'INTENSITÉ.

Dès le début, le malade est abattu, anxieux; il a des vertiges, des nausées, parfois même il vomit;

sa figure est altérée et pâle, quelquefois couverte d'une sueur froide. La langue est large, humide, blanchâtre, d'autres fois jaunâtre, bilieuse. La soif est excessive, et les malades se plaignent d'une chaleur brûlante, d'un feu intérieur.

En même temps le ventre est le siége d'un sentiment de tension, de plénitude, et de coliques plus ou moins violentes, mais toujours plus intenses autour du nombril et dans la région du flanc gauche en descendant vers le bas-ventre ; en pressant sur ce dernier point, on augmente la douleur. Les gaz en mouvement dans les intestins font entendre ces bruits de gargouillement connus sous le nom de borborygmes, et bientôt le besoin d'évacuer devient pressant. Les premiers efforts ne sont pas toujours suivis de résultat, et quelquefois l'intestin ne commence à se débarrasser qu'après plusieurs tentatives infructueuses. Rarement la première évacuation est franchement dysentérique ; les malades rendent d'abord quelques excréments durs, suivis bientôt de l'expulsion d'une petite quantité de matières liquides, glaireuses, mélangées de sang ou tout à fait sanglantes. C'est après les plus grands efforts et avec une vive douleur que cette expulsion a lieu ; à peine est-elle suivie d'un peu de calme et de soulagement, qu'un nouveau besoin impérieux se fait sentir. Dans quelques cas il y a à peine d'intervalle, les malades sentent comme un poids dont ils ne peuvent se débarrasser et qui les sollicite à chaque instant à se présenter à la garderobe; le besoin est presque incessant et le résultat presque nul. Ces faux besoins se désignent sous le nom d'*épreintes*. Les matières dysentériques, au moment où elles sortent de l'intestin, provoquent une vive cuisson, un sentiment de brûlure ou de déchirement. L'anus est le siége de contractions spasmodiques, désignées sous le nom de *ténesme*, qui, se propageant quelquefois à la vessie, donnent lieu à des envies très fréquentes et illusoires d'uriner. Ces spasmes mettent souvent les malades dans un état incroyable d'agitation et de souffrance. Bientôt les selles sont plus abondantes, formées de mucosités et de glaires rougeâtres; plus tard elles contiennent des flocons ou des grumeaux comparables à du frai de grenouille, et souvent, à une époque un peu plus avancée de la maladie, on y trouve des débris membraneux comparés quelquefois à de la raclure de boyaux.

Généralement, dans les cas légers, il n'y a pas de fièvre et le pouls reste petit et faible; cependant, dans un certain nombre de cas, et en particulier chez les individus sanguins, on trouve le pouls fébrile, dur et fréquent. C'est aussi ce qui s'observe au début des dysentéries intenses; mais tout en conservant de la fréquence, il s'affaiblit par les progrès de la maladie, et, si la perte de sang a été très abondante, il devient presque insensible.

Le mal de tête est fréquent, les évanouissements ne sont pas rares; mais en général les malades conservent leurs facultés intellectuelles, et ce n'est que dans les cas les plus graves qu'ils sont pris de délire ou de convulsions. La dysentérie bénigne, traitée convenablement, dure en général de quatre à huit jours. Le rétablissement est rapide; la fièvre, s'il y en a eu, cesse; les douleurs s'apaisent. Les déjections deviennent moins fréquentes, plus consistantes et ne contiennent plus de sang; bientôt elles reviennent à l'état normal. La langue se nettoie, devient humide; l'appétit se rétablit, et la guérison ne tarde pas à se confirmer.

2° FORMES GRAVES, ENDÉMIQUES ET ÉPIDÉMIQUES.

Lorsque la dysentérie est épidémique, son début est brusque, instantané, très souvent nocturne; les coliques sont très violentes, s'accompagnent d'un serrement très pénible au niveau du creux de l'estomac, et les symptômes ne diffèrent guère que par leur intensité excessive de ceux que nous venons d'indiquer en parlant de la dysentérie bénigne. Les épreintes sont presque incessantes, et le nombre des selles peut s'élever jusqu'à près de deux cents dans les vingt-quatre heures. Les matières évacuées répandent une odeur infecte, toute particulière; elles ont une telle âcreté, que l'anus devient rouge et s'excorie. Le ventre est extrêmement sensible; les coliques si douloureuses, qu'elles arrachent quelquefois des cris au patient. La langue se sèche, noircit; la bouche est ardente, la soif inextinguible, et la moindre quantité de boisson provoque soit des vomissements, soit des efforts de défécation.

L'anxiété des malades est extrême, leur respiration fréquente; le hoquet, qui survient dans les cas les plus violents, est un signe des plus inquiétants, lorsque le mal dure déjà depuis quelques jours lors de son apparition, et surtout lorsqu'il se combine avec d'autres phénomènes graves. Il indique moins de danger lorsqu'il se montre dès le début.

Le pouls, d'abord fréquent, assez plein et résistant, devient petit, irrégulier. Les dysentériques tombent dans un état d'abattement excessif, de prostration, qui va jusqu'à la défaillance. La figure porte l'empreinte d'une profonde souffrance, elle est pâle, les yeux sont cernés, les traits tirés, la tête pesante; les malades sont plongés dans la stupeur et l'assoupissement; l'agitation, le délire et les convulsions sont du plus mauvais augure.

Enfin, dans les cas les plus désespérés, les selles sont involontaires; les déjections alvines deviennent d'une excessive fréquence, leur fétidité est cadavéreuse; elles ressemblent à de la lavure de chair, ou bien elles sont très liquides, brunes ou noires; ou bien encore elles sont presque entièrement composées de matière purulente.

Les urines peuvent être rares, brunes, boueuses, fétides; il y a des ardeurs en urinant, parfois même suppression.

La peau est sèche, terreuse; chez les uns, maculée de taches sanguines, d'ecchymoses, comme dans le scorbut; chez d'autres, couverte de pustules; chez d'autres encore, elle se gangrène, surtout au pourtour de l'anus.

Tous ces symptômes, même isolément, sont excessivement menaçants; lorsqu'ils se combinent et qu'un grand nombre d'entre eux se trouvent réunis pour accabler une même victime, il est rare qu'elle puisse leur échapper.

La dysentérie grave et la dysentérie épidémique durent de huit à vingt jours; la mort arrive rarement avant la fin de la première semaine ou le commencement de la seconde. Cependant, dans quelques épidémies très meurtrières, elle a emporté un certain nombre de malades dès le troisième jour.

§ II. — CAUSES DE LA DYSENTÉRIE.

La dysentérie s'observe dans tous les pays et dans toutes les saisons, mais elle est plus fréquente dans les contrées chaudes soumises à de nombreuses variations de température. Elle règne endémiquement dans les régions intertropicales, et frappe de préférence les personnes qui, nouvellement arrivées, n'ont pas encore subi l'acclimatement; elle atteint moins souvent et moins sérieusement les indigènes.

Les miasmes paludéens concourent à sa production, aussi ravage-t-elle de préférence les contrées chaudes et humides, les localités marécageuses. Comme les fièvres intermittentes, avec lesquelles elle se partage le monopole morbide de ces malheureux pays, elle se montre surtout vers l'automne ou pendant les grandes chaleurs des jours caniculaires.

Ces deux maladies, fièvre intermittente et dysentérie, sont alors tellement sous la dépendance des mêmes causes, qu'elles se combinent, se compliquent, et l'on voit la fièvre intermittente, soit d'emblée, soit après quelques accès, se montrer sous cette forme pernicieuse que nous avons déjà signalée sous le nom de *dysentérique* (page 33). Ailleurs, c'est une dysentérie dans le cours de laquelle surviennent des phénomènes de fièvre intermittente pernicieuse; mais alors c'est le génie intermittent qui domine la scène, et c'est à lui seul que la médication doit s'adresser. Ainsi donc, soit qu'il s'agisse d'une fièvre pernicieuse dysentérique, soit que l'on ait affaire à une dysentérie compliquée de symptômes intermittents pernicieux, c'est au quinquina ou au sulfate de quinine qu'il faut avoir recours, en administrant ces médicaments suivant les formules que nous avons indiquées (page 35).

Les boissons de mauvaise qu alité; les eaux croupies, et particulièrement celles dans lesquelle sont séjourné des matières animales en putréfaction; une nourriture insuffisante, composée d'aliments peu nutritifs ou indigestes; les viandes corrompues, celles qui proviennent d'animaux malades; les farines avariées, les fruits verts, sont des causes très ordinaires de dysentérie, surtout chez des sujets déjà prédisposés.

Les excès de fruits, mangés à l'époque de leur parfaite maturité, doivent-ils être admis au nombre des causes efficientes de la maladie qui nous occupe? Oui, selon quelques médecins; non, suivant les auteurs les plus éminents parmi ceux qui ont vu et traité un nombre considérable de malades en temps d'épidémie, tels que Pringle, Tissot et Zimmermann. Non-seulement ils ne pensaient pas que les fruits bien mûrs pussent être nuisibles, mais encore ils les ordonnaient pendant la maladie; le raisin surtout semble leur avoir rendu de grands services, tant comme moyen préventif que comme remède.

Les melons, les pastèques, les concombres, les diverses espèces de courges, et certains fruits, comme par exemple les ananas, prédisposent à la dysentérie et même la provoquent quelquefois. Je tiens de médecins de la marine française qui ont séjourné pendant longtemps dans les Indes orientales, que l'ananas y est souvent pour les marins européens une cause de dysentérie : on peut détruire le principe nuisible de ce fruit, et le manger presque impunément, en l'assaisonnant avec une quantité de sel suffisante; c'est, du reste, ce que font habituellement les naturels du pays.

Parmi les causes prédisposantes, on peut encore ranger l'habitation de lieux humides, la malpropreté du corps et des vêtements, l'abus des purgatifs énergiques, et en particulier de l'aloès.

Les annales de la science renferment un grand nombre d'exemples dans lesquels on voit la dysentérie prendre naissance sous l'influence d'un air vicié par les émanations infectieuses auxquelles donnent lieu, soit le séjour prolongé d'un grand nombre de personnes dans un endroit resserré, soit la décomposition putride des cadavres d'hommes et d'animaux : conditions funestes auxquelles sont exposées les villes assiégées et les troupes obligées de camper près d'un champ de bataille, à la suite d'un combat meurtrier.

Les épidémies éclatent surtout lorsqu'il y a agglomération d'hommes dans un espace restreint : ainsi la dysentérie est souvent épidémique dans les camps, dans les villes assiégées, sur les vaisseaux, dans les hôpitaux, dans les prisons, etc., et sa gravité est d'autant plus grande que l'encombrement est plus considérable.

Quant aux causes accidentelles qui préparent en quelque sorte le terrain aux germes de la maladie et favorisent leur développement, ce sont les refroidissements brusques, les indigestions, les excès de toutes sortes, les grandes fatigues, surtout pendant la saison des chaleurs.

Presque tous les observateurs s'accordent à reconnaître que le germe épidémique se répand par les miasmes dégagés des déjections dysentériques, et citent de nombreux exemples à l'appui de cette manière de voir; pour notre part, nous avons été témoin de faits incontestables de ce mode de propagation. Si la dysentérie est contagieuse, et cette question de contagion est loin d'être encore résolue, elle le serait d'une façon toute particulière, et des précautions suffisantes pourraient arrêter ses envahissements.

Un fait des plus saisissants, à cet égard, est raconté par Pringle dans son admirable traité *sur les maladies des armées :*

« Dans l'espace de huit jours après la bataille de Dettingen (26 juin 1743), il y eut cinq cents personnes attaquées de la dysentérie, et en quelques semaines près de la moitié des troupes l'avait ou venait d'en relever.

» Elle n'épargna point les officiers, mais elle ne fut pas aussi commune parmi eux. Elle se fit d'abord sentir à tous ceux qui se couchèrent tout mouillés à Dettingen, et les autres la gagnèrent par contagion. — La dysentérie, cette maladie épidémique qui arrive si fréquemment dans les camps, et qui leur est si funeste, commença plus tôt pendant cette campagne que dans aucune des suivantes. Comme elle ne paraît guère avant la fin de l'été ou le commencement de l'automne, on en attribue ordinairement la cause à des excès de fruits. Les circonstances suivantes contredisent cette opinion ; la dysentérie commença et fit le plus de ravages avant la saison des fruits, si l'on en excepte les fraises, dont les soldats ne goûtèrent pas à cause de leur cherté, et elle finit vers le temps où le raisin est mûr, quoique chacun en mangeât tant qu'il voulut, les vignobles étant ouverts de tous côtés. »

Ajoutons à cette observation l'événement dont voici les détails. « Trois compagnies du régiment d'Howard, qui n'avaient pas encore joint l'armée, marchèrent avec le bagage du Roi, depuis Ostende jusqu'à Hanau ; elles y arrivèrent une nuit ou deux avant la bataille, et ayant reçu l'ordre de s'arrêter, elles campèrent pour la première fois, à une petite distance du terrain qu'occupa depuis l'armée. Ces soldats n'avaient pas été exposés à la pluie et ne s'étaient point couchés mouillés. Par cette séparation des lignes, ils se trouvèrent pareillement éloignés de la contagion des latrines, et ayant établi leur camp sur le bord de la rivière, ils jouirent d'un courant d'air continuel. Au moyen de ces circonstances favorables, on remarqua que, tandis que l'armée souffrait le plus, ce petit camp échappa presque entièrement à la maladie, quoique la nourriture fût la même, qu'il bût de la même eau, et qu'il respirât le même air, si l'on en excepte la portion infectée. Il continua à en être exempt pendant six semaines, jusqu'à ce que les troupes étant décampées de Hanau, il se joignit au gros de l'armée et campa dans les lignes. Il fut alors attaqué de cette maladie; mais comme elle était sur son déclin, il en souffrit peu.

» La dysentérie continua tout le mois de juillet et partie du mois d'août; elle fut entretenue par la chaleur du temps et le mauvais air du camp. Il paraît que la mauvaise paille et les latrines servirent surtout à entretenir le mal, puisque aussitôt que nous eûmes quitté ce terrain, il diminua sensiblement. »

§ III — TRAITEMENT.

La dysentérie emporte presque le quart des hommes qui en sont atteints; aussi ne saurait-on agir trop tôt pour la réprimer. L'intervention de la médecine est d'autant plus urgente que la nature réagit très peu, et que presque tous les malades abandonnés à eux-mêmes succombent rapidement.

Parmi le très grand nombre de remèdes qui sont employés pour traiter la dysentérie, beaucoup sont inutiles ou même dangereux. Parmi ces derniers, nous n'hésitons pas à ranger les astringents et les échauffants, au moins lorsqu'ils sont administrés dès le début de la maladie. Chercher à arrêter du premier coup les évacuations, avant d'en modifier la nature, avant de débarrasser les intestins des matières irritantes qu'ils contiennent, est une pratique funeste, condamnée par tous les médecins anciens et modernes qui font autorité en cette question. Les médicaments qui ont pour eux la sanction de l'expérience, ceux dont nous avons constaté maintes fois les heureux effets, remplissent la double indication de débarrasser les intestins et d'agir sur sa surface, en en modifiant l'irritation, comme le ferait un collyre sur un œil enflammé.

Il est indispensable que le dysentérique soit placé dans de bonnes conditions hygiéniques ; il lui faut une chambre aérée, dont l'air sera renouvelé, et dans laquelle on entretiendra une douce température, car le froid, aussi bien que la trop grande chaleur, est nuisible. S'il y a plusieurs malades dans la même maison, on cherchera à les séparer de manière à maintenir le plus possible la pureté de l'air. La plus grande propreté est indispensable ; les linges seront renouvelés à mesure qu'ils seront salis ; les matières évacuées par les malades seront portées tout de suite au dehors et enfouies profondément dans la terre pour éviter les chances de contagion.

Quant aux remèdes, il faut les appliquer dès que la maladie est reconnue, et la méthode que nous allons indiquer convient surtout dès le début. Elle réussit moins promptement et moins sûrement, mais constitue encore un des meilleurs moyens de curation, lorsque la dysentérie dure déjà depuis plusieurs jours, et que le malade a négligé de se faire traiter, ou a eu recours à des moyens peu rationnels qui ont aggravé son état.

Cette méthode diffère un peu suivant que la maladie est grave ou légère. A-t-on à traiter une dysentérie dans un pays où elle règne endémiquement, ou bien en temps d'épidémie, on fera prendre au malade, par demi-verres, d'heure en heure, une décoction de 4 grammes (un gros) de racine d'ipécacuanha dans 500 grammes (une livre) d'eau bouillante. Si les premières doses donnent lieu à des vomissements abondants, on éloignera les suivantes et on ne les donnera que de trois en trois heures. Si, au contraire, les vomissements ne sont pas provoqués, on rapprocherait les doses de demi-heure en demi-heure, ou même de quart d'heure en quart d'heure, pour les éloigner dès que l'effet aura été obtenu.

Le lendemain, si les selles sont modifiées, moins glaireuses et moins sanguinolentes ; si les besoins d'aller sont moins fréquents et moins douloureux ; et si, d'autre part, le malade est peu sensible aux effets vomitifs, on continuera l'usage du même médicament par demi-verres, de deux en deux heures.

Y a-t-il au contraire tendance très marquée aux vomissements, on emploiera, soit en pilules, soit en paquets, le mélange suivant :

Poudre de rhubarbe.	40 centigr. (8 grains).
Calomel. . , ...	40 centigr. (8 grains).

Mêlez et divisez en huit paquets, ou préparez en huit pilules. — Chacune de ces prises ou de ces pilules sera donnée d'heure en heure.

Lorsqu'il y a peu d'accablement, et seulement dans le cas où les coliques et les épreintes sont très violentes, on réussira souvent à les modérer en ajoutant au mélange précédent 5 centigrammes (un grain) d'extrait gommeux d'opium lorsqu'on emploie les pilules, ou 10 centigrammes (2 grains) de poudre d'opium brut (1) lorsqu'on emploie les paquets. Mais si les coliques et les épreintes sont modérées, et surtout si le malade est par trop abattu, il ne faut pas associer l'opium à la prescription formulée ci-dessus (2).

Si, après avoir continué cette médication pendant trois jours, les selles contiennent encore du sang, on portera la dose du calomel et de la poudre de rhubarbe à 50 centigrammes (10 grains) de chaque, et l'on continuera jusqu'à ce que les matières ne soient plus glaireuses, colorées par du sang ou contenant des débris de membranes, jusqu'à ce qu'enfin elles n'aient plus l'apparence dysentérique, mais bien les caractères d'une diarrhée ordinaire. Dans le cas où le calomel détermine de la salivation, avec gonflement des gencives, on le supprime dès que les garderobes commencent à se modifier, et l'on donne la

(1) L'opium brut étant deux fois moins actif que l'extrait, ces deux doses sont équivalentes.

(2) Pour graduer suivant les âges les doses des différents médicaments indiqués dans ce chapitre, il faut consulter la note de la page 26.

poudre de rhubarbe à la dose de 60 centigrammes, soit seule, soit combinée avec l'opium.

S'il s'agissait d'un cas isolé de dysentérie bénigne, survenue en dehors de toute influence endémique ou épidémique, ne donnant lieu qu'à un petit nombre d'évacuations glaireuses, à peine teintées de sang, on pourrait recourir à un traitement moins énergique. Alors on administrerait dès le début 15 grammes (une demi-once) de sulfate de soude (sel de Glauber) en solution dans quatre verres d'eau, qu'on ferait prendre de deux en deux heures. On recommencerait le lendemain, et même le surlendemain, si les matières n'avaient pas changé de caractère et si la dysentérie n'était pas encore transformée en une simple diarrhée.

Lorsque les évacuations contiennent une grande quantité de sang ou de débris membraneux, lorsqu'elles sont très fétides, outre les moyens que nous venons d'indiquer, on fera prendre deux, trois ou même quatre fois dans la journée, suivant la gravité du cas, un lavement dans lequel on fera dissoudre une forte cuillerée à café d'alun en poudre. Dans ces dernières années on a employé avec beaucoup de succès des lavements préparés avec le nitrate d'argent, et aussi des lavements iodés; ces remèdes ne pouvant être convenablement administrés que sous la surveillance d'un médecin, je crois inutile d'entrer ici dans le détail de leur composition.

On calmera la soif, tout en évitant de faire prendre une trop grande quantité de boisson, avec des tisanes tièdes. Celles qui conviennent le mieux sont l'eau de gomme, l'eau albumineuse (six blancs d'œufs battus dans un litre d'eau sucrée), l'infusion de camomille à la dose de huit têtes par tasse; ou bien encore si la bouche est sèche et si le malade se dégoûte promptement des tisanes précédentes, on pourra lui faire prendre une limonade préparée en versant un litre d'eau chaude sur une orange amère fraîche, coupée par morceaux.

On appliquera sur le ventre des laines chaudes, soit sèches, soit trempées dans une décoction chaude de têtes de pavot. Nous avons réussi bien des fois à modérer les coliques en couvrant le ventre avec un large sinapisme de farine de moutarde délayée à l'eau tiède, le renouvelant, s'il y a lieu, deux ou trois fois dans les vingt-quatre heures. Il faut le laisser en place jusqu'à ce que la peau rougisse fortement, et cet effet s'obtient ordinairement en douze ou quinze minutes.

Quant au régime, tant que la dysentérie n'est pas modifiée, on ne doit permettre que l'eau gommée, l'eau de riz, l'eau panée ou la tisane de blancs d'œufs. Lorsque le danger est conjuré et que les selles ont pris un meilleur caractère, on peut soutenir les forces d'abord avec quelques légers bouillons de veau ou de poulet, ou des laits de poule (1).

Si l'amélioration se soutient, on permet, en commençant par de petites quantités, des potages légers, tels que panades, riz, semoule, vermicelle, salep, sagou, etc., préparés à l'eau ou au lait. Ce n'est que lorsque la guérison est assurée que l'on peut permettre l'usage de la viande. Pendant la convalescence, l'infusion de café donnée après les repas est souvent très utile.

Les convalescents éviteront avec soin tout excès, toute fatigue, tout refroidissement; ils ne sortiront que dans le milieu du jour, feront un exercice modéré, seront chaudement vêtus, et porteront autour du ventre une large ceinture de laine. On devra les soustraire aux causes qui

(1) Le lait de poule se prépare avec des jaunes d'œufs et du sucre en poudre que l'on bat en y versant peu à peu de l'eau chaude, dans la proportion d'une tasse par jaune d'œuf.

engendrent la dysentérie, et, s'il est possible, leur faire quitter, au moins pour quelque temps, le pays où ils l'ont contractée.

Il n'est pas de maladies dans lesquelles la sévérité du régime soit plus importante que dans la dysentérie ; la moindre imprudence peut provoquer une rechute grave, et c'est presque toujours chez des malades qui n'ont pas voulu se soumettre à toutes les précautions nécessaires que la maladie passe à l'état chronique, et souvent alors résiste aux traitements les mieux dirigés.

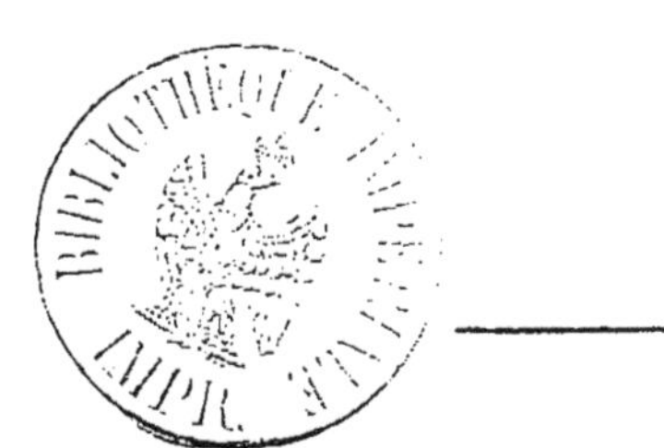

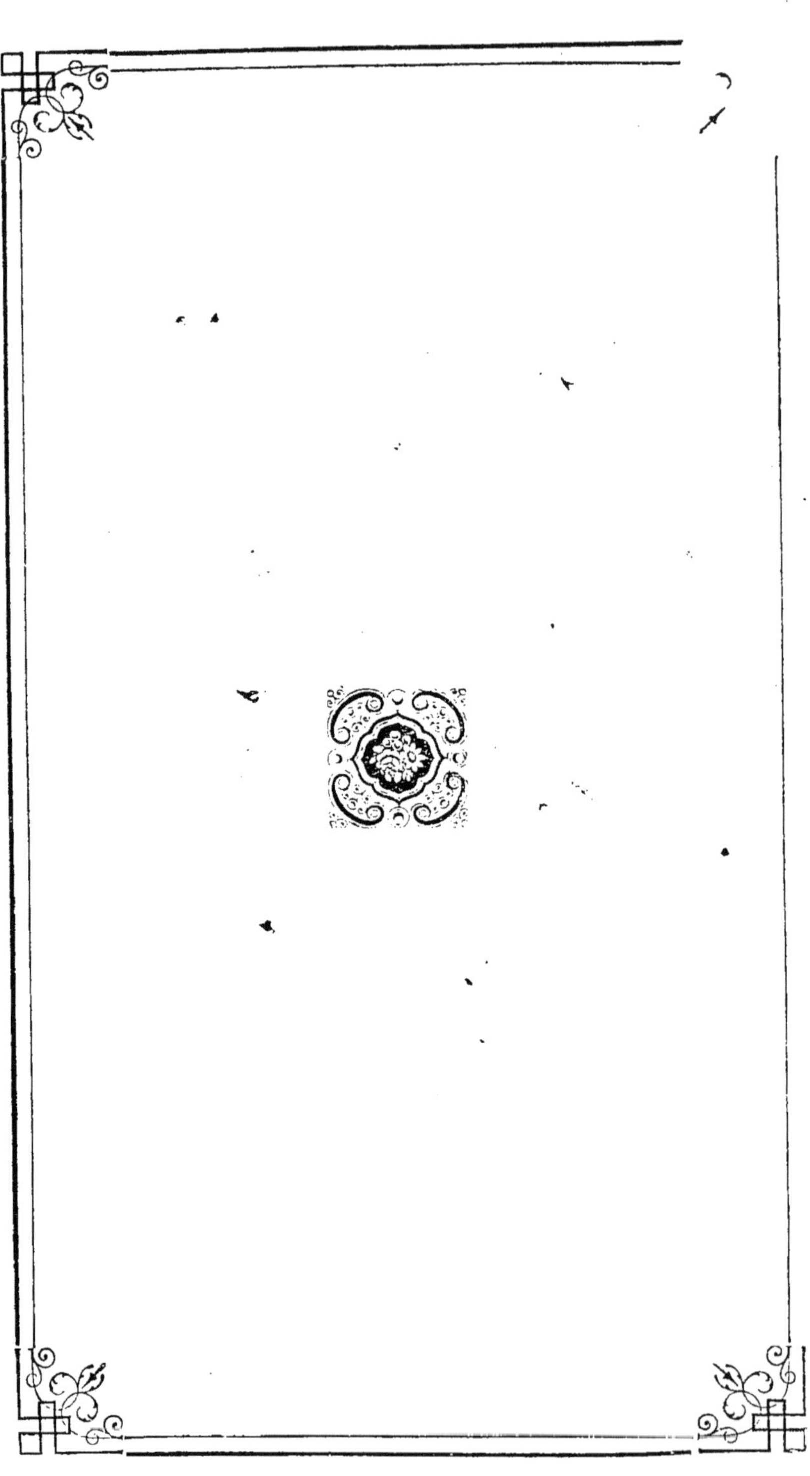

www.ingramcontent.com/pod-product-compliance
Ingram Content Group UK Ltd.
Pitfield, Milton Keynes, MK11 3LW, UK
UKHW020322220726
13923UKWH00003B/1313

9 782016 197387